Yamilia Menéndez Zapata

Orquialgia por Varicocele grado I y II

Yamilia Menéndez Zapata

Orquialgia por Varicocele grado I y II

Apuntes sobre la efectividad del tratamiento con Acupuntura

PUBLICIA

Cover image: www.ingimage.com

Publisher:
PUBLICIA
is a trademark of
Dodo Books Indian Ocean Ltd. and OmniScriptum S.R.L publishing group

120 High Road, East Finchley, London, N2 9ED, United Kingdom
Str. Armeneasca 28/1, office 1, Chisinau MD-2012, Republic of Moldova, Europe
Printed at: see last page
ISBN: 978-3-639-55848-7

Efectividad del tratamiento con Acupuntura en pacientes con Orquialgia por Varicocele grado I y II de 2014 a 2017

YAMILIA MENÉNDEZ ZAPATA

2023

ÍNDICE

INTRODUCCIÓN

La Organización Mundial de la Salud (OMS), en los últimos años promueve diferentes estrategias entre sus estados miembros para perfeccionar el uso de la Medicina Natural y Tradicional. La primera se establece para el período 2002-2005. La posterior se presenta en la etapa del año 2014 al 2023, con vistas a mejorar la seguridad, eficacia y calidad de esta tecnología y expone en informe el porciento por países que utilizan esta especialidad. (Calero, 2018)

La Medicina Natural y Tradicional se define por la Organización Mundial De La Salud como un conjunto de teorías, enfoques, habilidades, y creencias sanitarias diversas que pueden estar o no organizados en Sistemas de Conocimientos que tienen como objetivo realizar acciones de promoción de salud, prevención, curación y rehabilitación de enfermos basándose en la experiencia acumulada durante miles de años, por diferentes culturas y civilizaciones. (Calero, 2018); (OMS. 2013)

La Acupuntura se utiliza en el 75% del continente Sur. Varios informes gubernamentales indican que el porcentaje de la población que acude a los servicios de esta especialidad en países desarrollados es de 46% en Australia, 49% en Francia y 70% en Canadá.

La OMS muestra especial atención y apoya el desarrollo de estas prácticas. De forma general la modalidad acupuntura se utiliza en 113 países y predomina el continente de Asia.

En Cuba es una especialidad médica y a la vez constituye un programa sanitario. Su desarrollo se enmarca en el proceso de implementación de los Lineamientos de la Política Económica y Social del Partido y la Revolución, emanan de los tres últimos congresos del Partido. (Lineamientos de la Política Económica y Social del Partido y la Revolución, 2017)

La resolución ministerial del 2009 expone las diez modalidades aprobadas para aplicar la misma. Acupuntura y sus técnicas afines, como ventosas, moxa, Digitopuntura, Laserterapia, Electro Acupuntura, Fármaco puntura. Fitoterapia, Homeopatía, Terapia Floral, Apiterapia, Ejercicios Tradicionales Físicos Terapéuticos, Helio Talasoterapia, Hidrología Médica, Ozono, Orientación Nutricional Naturista. y en 2019 se aprueba la oncena Ayurveda (Perdomo Delgado, González Pla, Avello Romero, Beltrán Delgado, Carrero Figueroa, 2020). Todas tienen entre sus usos el alivio del dolor.

A nivel mundial el varicocele se incluye entre las causas de infertilidad masculina más frecuentes, se reportan cifras por encima del 40% de hombres infértiles con esta condición (Teppa-Garrán, Palacios-Torres, 2004); (Esteves, Oliveira, Bertolla, 2010). Esta enfermedad es un proceso crónico que se caracteriza por la dilatación varicosa del cordón espermático por un compromiso del drenaje venoso del testículo. Es más frecuente en lado izquierdo, puede afectar el derecho o ser bilateral. (Sagué Larrea, 2012)

El principal síntoma es el dolor, se diagnostica mediante examen físico con la maniobra de Valsalva. La prueba imagenológica es el eco Doppler testicular. El tratamiento definitivo es quirúrgico, se denomina varicocelectomía. Estudios previos demuestran que esta enfermedad la padecen con más frecuencia los hombres entre quince y treinta años de edad. (Hernández Campo, Ferreiro Valdés, Rabelo Llanio, Mirabal, Iglesias Rodríguez, 2008); (McDougal, Wein, Kavoussi, Partin, Peters, 2015).

La incidencia de esta entidad a nivel mundial es de en Cuba los anuarios estadísticos reflejan que se atienden por esta entidad centenares de pacientes en los últimos años. (Bess Constantén, Gran Álvarez, Alonso Alomá, López Nistal, Torres Vidal, Martínez Morales, 2015). Los casos atendidos por Urología en el 2022 fueron

195 647 solo en la Habana y en el Hospital Militar Luis Díaz Soto los pacientes con este diagnóstico en consulta de urología fueron el 46 %.

Los primeros estudios sobre el varicocele datan del siglo IX y los resultados llegaron a la conclusión de que el mismo se relaciona con alteraciones en la estructura del espermatozoide por la formación de anticuerpos contra ellos, oligospermia. Disminución del volumen testicular y patología del epidídimo. (Vásquez Díaz, Carmona, Vásquez, 2009)

Esta entidad no solo se puede ver en el sexo masculino. Existe también en mujeres, se conoce como el síndrome de congestión pélvica. El mismo se considera un trastorno psicosomático y se relaciona con la esfera sexual. Se produce por estasis en las venas ováricas, uterinas, vaginales, tubáricas y para uretrales. Estas de acompañan por várices bulbares y perineales en ocasiones. (Pérez Leonard, Quiñones Castro, 2011)

Según la Medicina Tradicional China esta enfermedad se produce por obstrucción en el meridiano hígado, por frio, Humedad-calor en Hígado y Vesícula biliar. Se solicita asistencia médica por el dolor que provoca la obstrucción de canales y colaterales.

La Acupuntura es una técnica milenaria China que se practica en algunos pueblos del oriente antiguo (Corea, China y Vietnam) hace más de 5000 años. Se extiende a otras regiones durante la Edad media (Japón y Mongolia). Se introduce en Europa en el siglo XVII, no se conoce en el continente americano hasta la mitad del siglo XX. Se usa en Argentina en 1948. Un argentino oftalmólogo de profesión, "Floreal Carballo" la introduce en Cuba en 1962.

Por los efectos beneficiosos que ofrece esta modalidad en el tratamiento de múltiples enfermedades de manera general y la orquialgia en particular se decide realizar esta investigación. Con la motivación de evaluar la efectividad del tratamiento con Acupuntura en el alivio de las orquialgias por Varicocele grado I y II, que constituye un problema práctico, es causa común de rebajas de servicio de los soldados (SMG) y una de las enfermedades más frecuentes diagnosticadas a los pacientes que acuden por orquialgia a la consulta de urología. (Shang, 2007)

JUSTIFICACIÓN DEL ESTUDIO

Con frecuencia se solicita interconsulta de la especialidad MNT por los diferentes servicios por la presencia del síntoma dolor que acompaña a múltiples enfermedades por lo que se constata el índice de prevalencia de este. Existe una necesidad evidente de mejorar la calidad de la atención médica en los pacientes con dolor y disminuir los costos en tratamientos farmacológicos.

Se realizó una revisión de sitios de información a través de informe de Internet, se encontraron reportes bibliográficos que abordan el tema dolor, objeto de investigación en el mundo y en Cuba, es escasa la bibliografía que relaciona el varicocele con este síntoma. Más bien se investiga y publica la correspondencia que presenta con la infertilidad.

Este estudio permite determinar de una manera científica y con métodos propios de investigación teóricos, empíricos y estadísticos matemáticos, la evolución de pacientes con orquialgia por Varicocele grado I y II. Con el empleo de la Acupuntura. Lo que permite identificar un grupo poblacional de riesgo que se pueda motivar al uso de la misma. Enfermedades que son causas de gastos en los sistemas de salud

así como de trastornos en la vida laboral y social de los pacientes que afectan la capacidad de rendir en actividades cotidianas.

La investigación que se presenta tiene valor docente, asistencial, ya que abrirá el camino para próximos estudios en consonancia con el tema. Dará claridad en saberes sobre la evolución clínica de los pacientes con estos síntomas tratado con Acupuntura. La misma presenta bases biofísicas y teorías que justifican su uso desde la ciencia.

Esta modalidad de la MNT es acertada por el gremio científico y pacientes. La aplicación es extensa, fácil y segura. Accesible, efectiva, con bajo costo y permite el ahorro de recurso al país por lo que se decide utilizar en la presente investigación.

SITUACIÓN PROBLÉMICA

La Orquialgia por varicocele grado I y II que sufren estos pacientes, es causa frecuente de atención médica. Encontrar un método que los alivie en un período de tiempo no muy extenso, les evite la ingesta de fármaco y el proceder quirúrgico; es una preocupación para los especialistas que dedican esfuerzo y tiempo en buscar solución a la problemática que presenta una frecuencia que supera la expectativa real.

La simbiosis del nivel científico – técnico que se alcanza. El gran desarrollo de las ciencias médicas y la formación Cuali-cuantitativa del personal humano. Permite junto a la voluntad política del gobierno revolucionario, que se estudien y apliquen métodos terapéuticos naturales sin riesgo.

Con el estudio y desarrollo en Cuba de la MNT, el amplio arsenal, preventivo, diagnóstico y terapéutico con que cuenta y las diversas investigaciones. Se puede demostrar la alta efectividad que se alcanza con la aplicación de las mismas y en particular con la indicación de la acupuntura.

De esta situación problémica se deriva el siguiente **PROBLEMA CIENTÍFICO**

¿Como evaluar la efectividad del tratamiento con acupuntura en pacientes que presentan orquialgia ´por varicocele grado I y II?

HIPÓTESIS

La acupuntura es efectiva para tratar a los pacientes que presentan orquialgia por varicocele grado I y II.

OBJETIVOS

General

Evaluar la efectividad del tratamiento con acupuntura en pacientes que presentan orquialgia por varicocele grado I y II del 2014-2017.

Específicos

1. Caracterizar la muestra según edad y diagnostico tradicional.
2. Evaluar la evolución del dolor y la fuga venosa antes y después del tratamiento en ambos grupos.
3. Describir las reacciones adversas que se encuentren en toda la muestra.

MARCO TEÓRICO

CONCEPTO

Dilatación varicosa de las venas del plexo pampiniforme que constituye el origen de la vena espermática. Es más frecuente en el adolescente y en el adulto joven. (Tiplt, Bäumler, Irnich, 2010)

EPIDEMIOLOGIA

Se encuentra entre el 10 % y el 15% de los hombres, la máxima incidencia es entre 15 y 25 años.

CUADRO CLÍNICO

Por lo general es asintomático, cuando presenta síntomas el principal que aparece es el dolor testicular con sensación de pesadez en el saco escrotal, que empeora en la posición de pie. Alivia al acostarse, a la palpación el escroto es doloroso. Se observan en ocasiones las dilataciones venosas. Lo que lleva a la intervención quirúrgica es el riesgo de infertilidad. (Hernández Campo, Ferreiro Valdés, Rabelo Llanio, Mirabal, Iglesias Rodríguez, 2008).

MECANISMO DE PRODUCCIÓN

Las várices son dilataciones venosas que se caracterizan por la incapacidad de establecer un retorno eficaz de la sangre al corazón. Las más habituales son las de los miembros inferiores. (Tiplt, Bäumler, Irnich, 2010)

Se producen por una alteración de las válvulas venosas, dispositivos que se sitúan dentro de la luz de la vena en forma de un doble nido de golondrina. Permite el flujo unidireccional de la sangre en dirección al retorno cardíaco y a su vez, impide el reflujo de esta a la periferia (reflujo venoso retrógrado). Las várices se forman por fisuras en el cierre de las válvulas venosas. La sangre se acumula en la vena e hincha a la misma. Esto se puede encontrar en otros sitios como por ejemplo el esófago (várices esofágicas), región anal (hemorroides). (Tiplt, Bäumler, Irnich, 2010)

Esta enfermedad se localiza con frecuencia en el testículo izquierdo y afecta el saco escrotal en esa dirección. Existen diferencias entre las venas testiculares izquierda y derecha, esta desemboca en la cava inferior en un ángulo de cuarenta y cinco grados. La anterior drena en la renal izquierda, de menor calibre y con un ángulo de noventa grados por lo que se dificultad el flujo de la sangre. (Hernández Campo, Ferreiro Valdés, Rabelo Llanio, Mirabal, Iglesias Rodríguez, 2008)

Produce daño en la espermatogénesis, provoca un daño progresivo en dependencia del tiempo de evolución. Puede conducir a una disminución en los niveles séricos de testosterona. Tiende a aumentar las cifras seis de la hormona estimulante de los folículos (FSH), disfunción testicular que se explica por hipoxia, estrés, hipertensión venosa y temperatura testicular elevada. Aumenta las catecolaminas en las venas espermáticas y las sustancias oxidativas. (Tiplt, Bäumler, Irnich, 2010); (Reyes, 2008)

EMBRIOLOGÍA DE LOS TESTÍCULOS PORCIENTO DE NORMALIDAD

Los testículos llegan a la región inguinal hacia el séptimo mes de gestación. Son intra escrotales en el noventa por ciento de los niños que nacen a término. En el 7 al 8 % restante descienden a las bolsas durante el primer año de vida. El 3% se quedan en posición anómala, criptorquídicos o ectópicos. (Sagué Larrea, 2012); (Hernández Campo, Ferreiro Valdés, Rabelo Llanio, Mirabal, Iglesias Rodríguez, 2008)

En resumen, al desarrollo gonadal se le conocen tres etapas:

1. Embrionaria y pre puberal
2. Puberal
3. Adulta

La etiología del varicocele obedece entre otros factores: vasculares, anatómicos, constitucionales, sexuales y obstructivos.

CLASIFICACIÓN

Se clasifica de diversas formas según etiología, fisiología y grado:

Según etiología

- Sintomático: es la consecuencia de la comprensión de la vena espermática, por un tumor retroperitoneal, adenomegalia cancerosa y la oclusión de la vena renal izquierda por un trombo tumoral.
- Idiopático: la causa es primitiva o espontanea.

Según la fisiología

Puede ser bilateral, aunque es frecuente en lado izquierdo por factores anatómicos, vasculares, constitucionales y sexuales estos últimos pueden ser por congestión sexual repetida, excesos eróticos, masturbación o excitaciones prolongadas.

En esta investigación se emplea la clasificación que se describe a continuación según grado:

- Grado I: papable durante las maniobras de Valsalva, pero no visible.
- Grado II: visible y palpable con maniobras de Valsalva.
- Grado III: visible y palpable sin maniobras de Valsalva. La dilatación es visible a través de la piel del escroto y tiene repercusión en la espermatogénesis. (Perdomo Delgado, González Pla, Avello Romero,

Beltrán Delgado, Carrero Figueroa, 2020); (Esteves, Oliveira, Bertolla, 2010).

CUADRO CLÍNICO

La entidad en ocasiones se presenta asintomática, o se diagnostica en examen físico de rutina. La literatura revisada expone que el paciente acude a consulta por dolor, sensación de peso escrotal, fatiga al esfuerzo o en la posición de pie. Otros síntomas son impotencia, ansiedad, o depresión.

DIAGNÓSTICO

Se diagnostica mediante varias vías, el examen físico con la maniobra de Valsalva, consiste en mandar al paciente a toser y palpar con los dedos en forma de pinza el testículo. Los complementarios que se indican son: flebografía espermática, termografía y el eco doppler testicular. Este último es el que más se usa por ser sencillo, no invasor y fiable en el 80%, en él se observa la fuga venosa. (Hernández Campo, Ferreiro Valdés, Rabelo Llanio, Mirabal, Iglesias Rodríguez, 2008).

TRATAMIENTO

El tratamiento tiene el fin de aliviar el dolor Consiste en la indicación de soportes escrotales para la elevación del escroto, reposo, evitar la congestión sexual, analgésicos, antiinflamatorios y venatón 20 gotas diluido en medio vaso de agua cada 8 horas. El curativo es quirúrgico, consiste en la interrupción de las venas espermáticas por vía abdominal, retroperitoneal o inguinal. (Perdomo Delgado, González Pla, Avello Romero, Beltrán Delgado, Carrero Figueroa, 2020); (Esteves, Oliveira, Bertolla, 2010)

VARICOCELE DESDE EL PUNTO DE VISTA DE LA MEDICINA TRADICIONAL

CONCEPTO

GENERALIDADES ACERCA DEL DOLOR

"El dolor está presente en varias enfermedades, recibe de manera habitual escasa o ninguna atención en la práctica médica. Esta estructura del hacer médico, proyecta determinadas consecuencias para la actitud del personal médico, hacia el paciente con este síntoma. Hechos como el dolor posoperatorio, durante el parto, o aquellos inherentes al trauma, se describen como "lógicos" y "normales", se aceptan por la comunidad médica, lo que produce serias repercusiones neurofisiológicas y pueden agravar el cuadro". (Zhu, Yan, Chen, Ren, Chu, 2019)

Este se clasifica en agudo y crónico. El primero avisa sobre disfunción en el organismo. El otro por lo general es constante, sordo y se relaciona con situaciones negativas, afectaciones psicológicas que genera estrés para el paciente y la familia". (Zhu, Yan, Chen, Ren, Chu, 2019)

Es una experiencia sensitiva y emocional desagradable, se asocia con una lesión tisular, real o potencial, descrita como producida por este. El personal de la salud necesita comprender los procesos que se incluyen en la experiencia dolorosa, como base para desarrollar adecuadas estrategias que controlen este en cualquiera de sus modalidades.

Esto resulta de gran valor para realizar esta investigación, permite cambiar la visión e interpretación del desempeño ́profesional de los profesionales de salud ante la aparición del dolor. Individualizar a los pacientes, verlo como un sistema único, que permita a su vez de una manera sencilla; pero no simple, aliviar el síntoma que lo obliga a asistir a las instituciones de salud. (Yao, Chen, Wang, Shi, Wang, Guo, Yang, 2017).

ENFOQUE DE LA ORQUIALGIA POR VARICOCELE DESDE LA MEDICINA TRADICIONAL CHINA

La orquialgia se traduce como dolor a nivel testicular. Las enfermedades que la presentan en el cuadro clínico son varias entre las que se encuentran: Hidrocele, Orquitis del epidídimo, Orquioepidimitis y Varicocele.

DIAGNÓSTICOS TRADICIONALES

El meridiano Yin de miembro inferior Hígado, bordea los genitales externos al ascender desde el pie hasta el órgano con el mismo nombre. Es por eso que los diagnósticos de esta entidad se relacionan con este canal, órgano y los elementos que se afectan son la madera y la tierra. Ellos son según la (MNT):

- Obstrucción de Qí o Xue a nivel del meridiano
- Estancamiento de frío en el meridiano.
- Síndrome de humedad calor de Hígado y Vesícula Biliar
- Flema humedad de Bazo
- Humedad calor de Bazo – Hígado
- El principal síntoma es el dolor. (OMS, 2013); (Waalkes, Manea, Nijman, 2012)

ETIOLOGÍA

- Factores Patógenos exógenos: frío, humedad, calor
- Factores Patógenos endógenos: preocupación excesiva, ira

- Factores Patógenos no exógenos no endógenos: esfuerzos físicos, traumatismo. (OMS, 2013); (Ramos Padilla, Armas Ampudia, Ramos Padilla, Caveda Rizo, Arma, 2013)

ABDOMEN INFERIOR Y DOLOR

Este síntoma en el abdomen inferior guarda relación con las alteraciones de Hígado y Vesícula Biliar. en la opinión de la autora. Expone Sanches que en la mujer se afecta la vejiga, intestino grueso. intestino delgado y el útero (Valverde Medel, Gómez Sampera, Presmanes Fernández, Morales Concepción, Sánchez Cruz, 2008). A juicio de la autora Ramos Padilla, Armas Ampudia, Caveda Rizo, Arma (2013) se afecta el órgano riñón en la infertilidad por Varicocele por las funciones de este órgano en la reproducción.

DESCRIPCIÓN DE LOS SÍNDROMES

Síndrome de frío estancado en el canal de Hígado (Chi de del canal de Hígado por frío)

La etiología se debe a comidas muy frías, se caracteriza por dolor a lo largo del canal. Produce orquialgias, espasmos abdominales, hernia inguinal, afecciones testiculares, miembros fríos (OMS, 2013). El pulso es lento y de cuerda, la lengua es pálida.

Con saburra blanca delgada.

Tratamiento: acupuntura en los puntos $H_{3-\ 5-6}$, $Ren_{1-4;}$ $E_{-36.}$ (Waalkes, Manea, Nijman, 2012); (Griego, et. al. 2016).

ESTANCAMIENTO DE QI DE HÍGADO

Se presenta por trastornos emocionales como la frustración, cólera o agresividad. Clínica dolor en ocasiones errático, se acompaña de inflamación a nivel del tórax hipocondrio, bajo vientre, testículos. Suspiros, depresión, irritabilidad, sensación de cuerpo extraño en la garganta. La lengua tiende a lo rojo con capa fina y blanca. El pulso es tenso y profundo. (OMS, 2013); (Griego, et. al. 2016).

Tratamiento se direcciona hacia los síntomas del dolor testicular pues varía según síntoma. $H_{3\text{-}14}$, PC $_{6}$, VB_{34}. (OMS, 2013); (Griego, et. al. 2016).

Estancamiento de XUE (sangre)

Etiología. Traumática, hemorrágica, o dificultad en el fluido de la sangre que la estanca por estrés, agitación, déficit de energía, frio exógeno y flema. Los síntomas son dolor, inflamación, hemorragia, manchas o máculas, en el lugar de la estasis. Fisura oscura, labios violetas, sed sin deseos de beber agua, cianosis. Lengua con máculas y capilares abultados. Pulso de cuerda, puntos a usar Bp-6y 10, V-17. (OMS, 2013); (Jaramillo, Rodríguez, Macías, 2016).

HUMEDAD CALOR EN HÍGADO Y VESÍCULA BILIAR

Lo produce la insuficiencia de bazo que genera humedad, consumo excesivo de alimentos grasos, lácteos, azucares, bloqueo de qí hepático con producción de calor, ataque de calor y humedad externa. Entre los síntomas presenta fiebre, orinas oscuras, sensación de plenitud, dolor en el pecho e hipocondrios, ictericia, gusto amargo, náuseas, vómitos, pérdida de apetito, distensión abdominal, perdidas menstruales, leucorrea, inflamación, escroto de color rojo y con dolor, prurito vaginal. Lengua roja con saburra amarilla, pulso resbaladizo de cuerda y rápido. Se trata con puntos en Bp-6, E-36,H-2,E-40. (OMS, 2013); (Jaramillo, Rodríguez, Macías, 2016).

BREVE RESEÑA HISTÓRICA DE LA ACUPUNTURA

La Acupuntura es una técnica milenaria China que se practica en algunos pueblos del oriente antiguo (Corea, China y Vietnam) hace más de 5000 años. Se extiende a otras regiones durante la Edad media (Japón y Mongolia). Se introduce en Europa en el siglo XVII, no se conoce en el continente americano hasta la mitad del siglo XX. Se usa en Argentina en 1948. Un argentino oftalmólogo de profesión la introduce en Cuba en 1962 "Floreal Carballo". (Pérez Leonard, Quiñones Castro, 2011).

Según A. Tipilt en su artículo Historia de la acupuntura y dolor en III partes que se publicó en 2010 refiere que la primera evidencia científica e histórica de esta **técnica milenaria data de 3.000 años antes de Cristo en el libro, "Huangdi Neijing" o Canon de Medicina Interna del Emperador Amarillo escrito en el año 100 a.c** en la Era Han (del siglo II a.C. al siglo II d.C.) y que **se dividió en dos tomos el Suwen y el Lingshu (**Reyes, 2008). **Esto se afirma por otras investigaciones en años similares 2008,2015.** (Lefevre, 1968); (*Cultura de China Antigua - China Antigua*. 2017. China Antigua. https://chinaantigua.com/).

Esta técnica se expandió a otros países y generaciones mediante el **libro "Manual Ilustrado sobre los Puntos Acupunturales y Moxibustión"**, escrito en el año 1026 a.c por Wang Weiyi. **(**Reyes, 2008)

Investigadores refieren que la acupuntura ancestral no es posesión exclusiva de los chinos. Los papiros Ebers de 1550 a.c se refiere a un libro en forma de versos los cuales podrían corresponder a los doce meridianos de la acupuntura libro del antiguo Egipcio. **(**Reyes, 2008).

Primero en el siglo VI llega a Corea y el año 563 a Japón, dónde la añaden en la enseñanza de la Academia de Medicina Nipona cómo especialidad. (Zhu, Yan, Chen, Ren, Chu, 2019).

En el occidente los primeros informes de esta técnica milenaria China y la moxibustión llegan de manos de los Jesuitas Portugueses que trabajaron como misioneros en Japón. En Europa en 1683 el médico holandés Willem ten Rhijne introduce este término en su obra De Acupuntura y en 1774 el Frances médico cirujano Francois Dugurdin incluye esta modalidad en su libro historia de la cirugía. Veinte años más tardes en 1794 el cirujano holandes Isacc Titsing aumenta esta corriente y la describe mediante la figura de bronce de la dinastía Song (siglo X-XIV d.c) (Zhu, Yan, Chen, Ren, Chu, 2019).

Dos hechos relevantes marcan el devenir de la especialidad y la acupuntura como la herramienta terapéutica más conocida en su globalización durante la segunda mitad del siglo XX. Uno fue el establecer la República Popular China en 1949 que condujo, bajo la visión filosófica de Mao Zedong, a una revisión de la tendencia clásica de la Medicina Tradicional China. El segundo fue la visita de Richard Nixon a la hasta entonces aislada nación asiática en 1972 durante la que el periodista James Reston, que cubría el viaje por el New York Times, se somete a una apendicetomía y se trata con éxito el dolor postquirúrgico con acupuntura. El informe de esa experiencia y su influencia en los medios norteamericanos contribuyó a catapultar el interés por la técnica a la comunidad médica y al público general (Padilla, Hernández, 2018). Esta modalidad ya se considera una especialidad en muchos de sus hospitales. (Nogueira Pérez, 1998).

LA ACUPUNTURA EN CUBA

Desde la década del 70, Cuba tiene sus primeras incursiones en la aplicación de la acupuntura en numerosas enfermedades. Médicos cubanos se prepararon en otros países como Tomas Alvares en Corea. El doctor Francisco Pérez Carballas en 1970 estableció la primera consulta de Acupuntura en el policlínico Asclepios de la Habana y plasmo las experiencias en un manual en 1980.

En 1992 el doctor Rigol escribe el libro manual de digitopuntura y Acupuntura.

Se le brinda mayor prioridad a la MNT a partir de la década del 90, el MINSAP, las FAR, la Academia de Ciencias de Cuba y otros organismos trabajan para la extensión de esta práctica en el Sistema Nacional de Salud. Constituye un lineamiento de la política económica y social del partido comunista de Cuba.

La autora después de sistematizar la obra de varios investigadores opina que la acupuntura es la modalidad de la Medicina Natural y Tradicional que más evidencia científica presenta. Hasta este instante suman 2004 los artículos publicados en los últimos cinco años que patentizan el uso de esta en híbrido con otras especialidades.

Esto demuestra la sustentabilidad, factibilidad, sostenibilidad y eficacia en los procesos de salud. Responde al objetivo sostenible número tres "Garantizar una vida sana y promover el bienestar de todos a todas las edades" Para su empleo se sustenta en leyes y principios como la teoría Ying-yang, cinco elementos, Zhang-Fo, King -lo, Qi-xue-jinye, por lo que la investigadora la asume como ciencia.

BASES CIENTÍFICAS DE LA ACUPUNTURA

La estimulación con acupuntura de las fibras nerviosas periféricas envía impulsos a la médula espinal y activa varios centros en el cerebro, para liberar neurotransmisores que ejercen un efecto homeostático en todo el cuerpo. Modula la actividad neural en el diencéfalo, que ejerce influencia en las funciones autonómica, endocrina e inmune a través del eje hipotálamo-hipófisis-adrenal, regulando la liberación circadiana de ACTH, vasopresina y cortisol, conduciendo igualmente a la homeostasis.

Estudios de imagen muestran que la estimulación por acupuntura activa estructuras de inhibición descendente del dolor, asume una vía central en el control de este. Actúa sobre el sistema límbico y la integración talámica. Los potenciales evocados corticales somatosensoriales muestran los canales de acupuntura como pasajes bioeléctricos que permiten la transmisión de impulsos.

De manera general las bases biofísicas se resumen en sietes teorías:

1. Teoría iónica.
2. Teoría de la puerta de control.
3. Endorfinas: La base neuroquímica de la analgesia por acupuntura.
4. Mecanismo de señalación a través del tejido conectivo.
5. Respuesta Inflamatoria dependiente del Sistema Nervioso Autónomo
6. Corpúsculos de Kim Bonghan.
7. Acción de la acupuntura sobre el Óxido Nítrico.

Esta técnica se realiza en acu puntos que los mismos son puntos con biología activa que se sitúan en la superficie del cuerpo y presentan baja resistencia a la corriente eléctrica.

BENEFICIOS DE LA ACUPUNTURA

- Alivio del dolor
- Relajación de los músculos espásticos
- Mejora de la microcirculación
- Mejora de la actividad del cerebro como efecto distal.
- Descenso de la tensión arterial
- Alivio de la hipersensibilidad de la mucosa y de la piel.
- Aumento de la respuesta inmunológica y de la resistencia a infecciones bacterianas.
- Favorece la cicatrización
- Tiene efecto hipnótico o sugestivo. (Viescas, 2014)

VENTAJAS

- Previene o cura enfermedades
- Pocos efectos secundarios
- Fácil aplicación
- Empleo de pocos recursos

PRECAUCIONES, CONTRAINDICACIONES Y EFECTOS ADVERSOS

- Pacientes en ayunas
- Pacientes en proceso de digestión
- Paciente con excitación, angustia o cólera
- Embriaguez visible
- Largo viaje
- Pacientes débiles
- Lesiones de piel en el punto de punción
- Embarazadas en primer y segundo periodo. (Griego, et al. 2016).

MATERIAL Y MÉTODO

CONTESTO Y CLASIFICACIÓN DEL ESTUDIO

Se realizó un estudio observacional analítico de cohorte longitudinal prospectivo en pacientes con diagnóstico de orquialgia por varicocele grado I y II. Estos se trataron en mixtura entre las dos especialidades Urología y Medicina Natural y Tradicional (MNT) en el período agosto 2014 a enero 2017.

UNIVERSO Y MUESTRA

El universo se constituyó por 253 pacientes que acudieron a la consulta de urología del Hospital Luis Diaz Soto con orquialgia, la muestra fue de sesenta y un pacientes. Se dividió en dos grupos por muestreo aleatorio simple.

CRITERIOS DE INCLUSIÓN

- Pacientes con voluntad de participar en la investigación
- Que presenten orquialgia por varicocele grado I y II
- Tener entre 15 y 32 años
- Eco Doppler testicular que informe presencia de fuga venosa grado I o II
- No presencia de atrofia testicular.

CRITERIOS DE EXCLUSIÓN

- Pacientes que no quieran participar en la investigación
- Que presenten varicocele grado III
- Pacientes con otras causas de orquialgias
- Pacientes operados
- Pacientes con deformidad escrotal

CRITERIOS DE SALIDA

- Pacientes que dejaron de acudir a 2 o más sesiones de tratamiento
- Pacientes que abandonaron el estudio

Al grupo de estudio se le puso tratamiento con acupuntura según diagnostico tradicional.

Al grupo control se le prescribió venatón 20 gotas en medio vaso de agua cada 8 horas, ibuprofeno 400 mg 1 tableta cada 8 hora por 7 días y dipirona 300mg 2 tableta cada 8 horas.

OPERACIONALIZACIÓN DE VARIABLES

Variable	Tipo	Escala	Descripción	Indicadores
Grupo de edades	Cuantitativa Continua	15-20 21-26 27-32	Según años cumplidos	Número y porciento
Intensidad del dolor	Cualitativa Ordinal	Intenso Moderado Ligero Sin dolor	Según escala visual numérica del dolor (EVN): Intenso 8-10 Moderado 5-7 Ligero 1- 4 Sin dolor	Número y porciento
Diagnostico tradicional	Cualitativa Nominal politómica	Frio estancado en el canal de H Humedad calor en H y VB Éxtasis de xue de H Estancamiento de qi de H otro	Según diagnostico tradicional	Número y porciento
Presencia de fuga venosa	Cualitativa nominal Dicotómica	Presente Ausente	presencia de fuga venosa en el Doppler testicular según grado	Número y porciento
Evolución al final del tratamiento	Cualitativa Nominal Politómica	Mejoría 1. total 2. parcial 3. No mejoría	1. desaparición total del dolor y disminución o ausencia de la fuga venosa 2. desaparición del dolor y persistencia de la fuga venosa. 3. Persistencia del dolor y la fuga venosa	Número y porciento

Reacciones adversas a la acupuntura	Cualitativa dicotómica	Si No	Si pinchazos de órganos, hematomas, celulitis, lipotimias. No. Ausencia de los parámetros anteriores	Número y porciento

Principales variables

- Dependientes: Evolución al final del tratamiento, presencia de fuga venosa en eco Doppler testicular.
- Independientes: Edad y dolor

PROCEDIMIENTO

Los urólogos clasificaron a los pacientes en orquialgias por varicocele grado I y II por examen físico, y el eco Doppler testicular. La investigación se abrió a todos los casos vistos en consulta de MNT que cumplieron los criterios de inclusión. Se les entrego consentimiento informado (ANEXO 1) y se les explico en que consiste la investigación y que debían ser ingresados.

En el ingreso se realizó historia tradicional para establecer diagnóstico y aplicar tratamiento con acupuntura de forma individual. Toda la información se llevó a la base de datos. (Anexo 2)

Se siguieron los pacientes mediante doppler testicular al mes de tratamiento y evaluación clínica en híbrido con los urólogos al culminar la investigación tres meses Esta la realizo el mismo profesional a los 61 pacientes de la muestra y no supo hasta el final a que grupo pertenecían los pacientes.

Para la medición del dolor y la mejoría clínica se empleó un instrumento de escala numérica del dolor, se validó por expertos y se usó en otras investigaciones. (Anexo 3) y (Anexo 4)

La acupuntura del grupo de estudio se las colocó la investigadora, una frecuencia diaria, en ciclos de 10 secciones una vez al mes. Durante dos meses con una diferencia de 20 días entre un ciclo y otro. Se utilizaron agujas filiformes de acero inoxidable con diámetro de 0,5 a 1 mm y longitudes 1,00 cun – a 2,00 cun. Estas se aplicaron en acupuntos como Ren 3, E-29, H-5, B-6, E-40, E-36, H-3, H-2, H-14, PC-6, Ren -4, VB-34 (Anexo- 5) según diagnostico tradicional y la sala de MNT del hospital en decúbito supino y con las medidas de antisepsia.

PROCESAMIENTO ESTADÍSTICO DE LOS DATOS

Se elaboro una base de datos de Microsoft Excel, se procesó mediante el procesador estadístico SPSS versión 15.0. Se uso el método aritmético simple y se determinaron medidas de resumen para variables cualitativas (números absolutos y porcentaje) y medidas de resumen para variables cuantitativas (Media aritmética y desviación estándar). Se determinó el intervalo de confianza de las estimaciones puntuales.

Para determinar la relación entre las variables según grupo de tratamientos se determinó el estadígrafo chi-cuadrado de Pearson, con una confiabilidad de los resultados del 95% al fijar un alfa =0,05.

Los resultados se presentaron en tablas y gráficos estadísticos para facilitar el análisis y la comprensión. Se uso Office 2010 para redactar el texto.

CONSIDERACIONES ÉTICAS

El estudio cumplió con los principios éticos según declaración Helsinki, se explicó toda la investigación, con lenguaje claro durante la entrevista. Se respeta la integración de los pacientes dentro de la investigación, y se asegura la confidencialidad de toda la información personal.

ANÁLISIS Y DISCUSIÓN DE LOS RESULTADOS

Tabla 1

Distribución de la muestra según grupos de edades y grupos de tratamientos. "HLDS, el período de agosto 2014 a enero 2017"

Grupos de edades	Grupo A (n=30)		Grupo B (n=31)	
	No	%	No	%
15-20	22	73,3	22	71,0
21-26	3	10,0	7	22,6
27-32	5	16,7	2	6,5

Chi-cuadrado de Pearson

(x^2) =2,870 p = 0,238

En la tabla número 1 se observa predominio del grupo de edad de 15 a 20 años. Expone Smitt que la edad con que aparece estos síntomas es de 15 a 30 años. En la opinión de la autora esto guarda relación con la edad en que se pasa el servicio militar y estos presentan grandes estadios de pie, conducta sexual desmedida como la masturbación.

La media de pacientes por rango de edades es 10, lo que significa que el grupo etéreo que predominó sobre paso 3 veces la media y que los restantes se encontraron por debajo. Se determinó la desviación estándar de toda la muestra ,3.83 y la del grupo de 15 a 20 años fue 0,67.

Al determinar si existe relación entre la edad y el grupo de tratamiento se obtuvo una p mayor que 0,05, lo que indica que los grupos son comparables.

Según el autor Delgado A en un estudio sobre la incidencia del varicocele, el mismo incide en un 10 % en la población general y en adolescente es de un 15%. (Perdomo Delgado, et al. 2020).

Según la investigadora Anaya, esta entidad en la infancia o adolescencia es un hallazgo que se halla por revisión médica, al inicio de la pubertad o en edad r reproductiva se manifiesta con más frecuencia. Se presenta entre el 15 % y 20 % en adolescente y adulto con 40% de infertilidad. [53]

Plantea Venancio que hasta un 15 % de los adolescentes desarrollan un varicocele, pero no presentan en su mayoría problemas de fertilidad. Lo que concuerda con esta investigación. (Vásquez, Díaz, Carmona, 2009).

Tabla 2

Distribución de la muestra según diagnósticos tradicionales y grupos de tratamientos. "HLDS, el período de agosto 2014 a enero 2017"

Diagnostico tradicional	Grupo A (n=30)		Grupo B (n = 31)	
	No	%	No	%
Obstrucción del meridiano H por frio	27	90, 0	19	61,3
Estancamiento de qi de H	1	3,3	4	12,9
Humedad calor en H y VB	2	6,7	6	19,4
Estasis de xue en el meridiano H	0	0	2	6,45

Chi-cuadrado de Pearson

(X2) =13,178(a) p=0,40

Predominó el diagnostico obstrucción de meridiano Hígado por frio. Los síndromes que se reflejan en la tabla son a los que se llega mediante la historia tradicional. Se encuentra relación entre la lengua y el pulso, predominó la lengua pálida, húmeda y con saburra blanca lo que coincide con el diagnostico. Los pulsos eran tensos y de cuerda, la diferencia lo hiso el ritmo lento o rápido y la profundidad. Esto concuerda con diversas bibliografías donde aparece el dolor testicular como síntoma o signo de las afectaciones de meridianos o de órganos y el predominio de la obstrucción del meridiano hígado por frio concuerda con Li (2002) que expone toda la sintomatología del síndrome y la relaciona con la afección en los genitales.

Se discrepa con el trabajo de Ramos Padilla, Armas Ampudia, Caveda Rizo, Arma (2013), donde asocia el varicocele a síndrome como insuficiencia de yin de riñón e insuficiencia de yang de riñón, pero lo vincula a la esterilidad como complicación de la afección.

La causa de que prevalezca este síndrome está en que la muestra realiza guardias al aire libre de madrugada, bajo el sereno, además de la ingesta de bebidas y comidas frías. Como el meridiano hígado rodea a los genitales en su recorrido es este el que al afectarse por la invasión de factores patógenos provoca dolor testicular (orquialgia).

Amplia fue la búsqueda que se realizó, pero pocos los trabajos que hablaban respecto al tema hasta donde la autora sistematizó no, encontró a autores que realizaran diagnóstico tradicional.

Tabla 3

Distribución de la muestra según diagnósticos tradicionales y grupos de edades "HLDS, el período de agosto 2014 a enero 2017"

Diagnostico Tradicional	Grupo de edad 15-20		21—26		27-32		Total	
	No	%	No	%	No	%	No	%
Obstrucción del meridiano H por frío	38	86,4	4	40	4	57,1	46	75,4
Estancamiento de Qí de H	4	9,1	-----	-----	1	14,2	5	8,2
Humedad calor en H y VB	2	4,5	6	60	----	----	8	13,1
Estasis de xue en meridiano H	----	----	-----	-----	2	28,5	2	3,27
Total	**44**	**100**	**10**	**100**	**7**	**100**	**61**	**100**

Chi-cuadrado de Pearson

$x^{2=}40,671$ p=0,000

Al relacionar el grupo etario con el diagnóstico tradicional se aprecia que la obstrucción del meridiano Hígado por frio fue la entidad frecuente en esta afección. De 61 casos, 46 presentan el síndrome para un 75,4 %, de estos más de la mitad estaban entre 15 y 20 años.

Al analizar el síndrome, en relación con la edad, se evidencia que concuerda la prevalencia en el grupo de edades menor y mayor. En el grupo intermedio prepondera la humedad calor en Hígado y Vesícula Biliar 6 de 8 casos para un 60 % estos pacientes refieren tener hábitos alimentarios de comer con mucha grasa, y tener avidez por los dulces lo que influye en la aparición de los síntomas.

No se demuestra una relación ni directa ni inversa proporcional entre el nivel de afectación superficial (meridiano), profundo (órganos) y la edad.

Con la edad existen modificaciones a nivel de las sustancias esenciales que pueden conllevar a desequilibrios energéticos y favorecer la acción de factores etiológicos. El máximo de edad de la muestra 32 años no muestra deficiencias de esas sustancias

Los cuatro pacientes. que tuvieron estasis de qi de hígado, refirieron en el interrogatorio irritarse con facilidad lo que coincide con la literatura. (Ramos Padilla, Armas Ampudia, Caveda Rizo, Arma, 2013); (Griego, et al. 2016).

Hasta donde se sistematiza no se encuentra estudios con ese saber.

Tabla 4

Distribución de la muestra según intensidad del dolor antes y después del tratamiento_ "H LDS, el período de agosto 2014 a enero 2017"

Intensidad del dolor		Grupos de tratamientos			
		Grupo A (n=30)		Grupo B (n=31)	
		No	%	No	%
Intenso	Antes	16	53,3	24	77,4
	Después	0	0	5	16,1
Moderado	Antes	14	46,7	7	22,6
	Después	0	0	4	12,9
Leve	Antes	0	0	0	0
	Después	6	20,0	13	41,9
Sin dolor	Antes	0	0	0	0
	Después	24	80,0	9	9,0

Chi-cuadrado de Pearson

Antes: X2= 2,9224 p=0,087

Después: X2= 18,386 p=0,000

La tabla expresa la evolución del dolor antes y después del tratamiento con acupuntura.

La investigadora apoya a Dieterle, Li, Greb, Bartzsch, Hatzmann, Huang (2009) que en investigación exponen como alivio la orquialgia por varicocele en 28 pacientes con secciones de acupuntura, y además mejoro los problemas de espermas los cuales evaluó mediante espermograma·

En un estudio de 40 hombres con problemas de esperma de origen desconocido (oligospermia, astenospermia, o teratozoospermia) la acupuntura se utilizó en 28 hombres dos veces por semana durante 5 semanas y se compararon con los hombres que no recibieron tratamiento.

Se utilizó el análisis cuantitativo mediante microscopía electrónica de trasmisión (TEM) para evaluar las muestras. Después del tratamiento con acupuntura se observó un aumento estadístico significativo en el porcentaje y el número del espermatozoide en el eyaculado total observado.

Varios autores utilizaron la acupuntura para mejorar problemas de esperma con buenos resultados. Pocos midieron la intensidad del dolor.

Tabla 5

Distribución de la muestra según grado de fuga venosa antes y después del tratamiento "HLDS, el período de agosto 2014 a enero 2017"

Fuga venosa		**Grupos de tratamientos**			
		Grupo A (n=30)		**Grupo B (n= 31)**	
		No	**%**	**No**	**%**
Grado II	Antes	18	60,0	15	48,4
	Después	6	20,0	10	32,3
Grado I	Antes	12	40,0	16	51,6
	Después	8	26,7	9	29,0
No presencia	Antes	0	0	0	0
	Después	16	53,3	12	38,7

Chi cuadrado de Pearson

Antes X^2=0,828 P=0,363

Después X^2=1,614 P =0,446

La disminución no fue relevante en ninguno de los dos grupos, el grupo estudio tuvo mejor mejoría, lo que demuestra que la acupuntura no es tan efectiva para la disminución de la fuga venosa.

Diversos estudios hay relacionados con acupuntura y varicocele, pero desde la infertilidad y valores del espermograma hasta donde de sistematiza pocos autores emplean la variable fuga venosa.

En un ensayo clínico que se realizó por método aleatorio en 25 hombres con varicocele y oligospermia se midió la variable de fuga venosa y se utilizó tratamiento con acupuntura y en el orto el convencional, mejoro la calidad del esperma en un 65 % y la disminución de la fua venosa fue solo en un 20 %.

Plantean Siterman, Eltes, Schechter, Maimon, Lederman, Bartoov (2009). que de 100% que presentaba fuga venosa grado III, después del tratamiento con acupuntura solo disminuyo en un 20%.

Tabla 6

Distribución de la muestra según evolución del dolor y los grupos de tratamiento "H LDS, el período de agosto 2014 a enero 2017"

Evolución del dolor	Grupo	Mejorado		Empeorado		Sin cambios		Prueba no paramétrica P(95%)
		No	%	No	%	No	%	
Dolor (Eva)[a]	Grupo A	30	100	0	0	0	0	Z =4,983
	Grupo B	25	80,6	0	0	6	19,3	Z =4,461 P=0,000*

Nota: (A)Prueba no paramétrica Rangos con signos de wilcoxon p*<0,005 significativo

Grupo estudio vs Grupo control B

En esta tabla se observa la evolución de la variable clínica dolor, después del tratamiento en ambos grupos. Los cambios de la variable al tienen significado estadístico con una confiabilidad del 95 %

Se observa que el grupo A (estudio)presencia de mejoría del 100% y el b solo el 806% se demuestra que la acupuntura si es efectiva para el alivio del dolor.

Tabla 7

Distribución de la muestra según evolución clínica después de culminado el tratamiento "H LDS, el período de agosto 2014 a enero 2017"

Evolución	**Grupos de tratamientos**				**Total**	
	Grupo A (n=30)		**Grupo B (n=31)**			
	No	**%**	**No**	**%**	**No**	**%**
Sin cambios	0	0	18	58,1	18	29,5
mejorados	30	1000,0	13	41,9	43	70,4
Empeorados	0	0	0	0	0	0

Chi -cuadrado de Pearson

(X^2)=15,988 p0,000**

Se observa evolución de ambos grupos, el que recibió acupuntura progreso hacia la mejoría.

El número de secciones en las que se logró el resultado final vario según edad de los pacientes y diagnostico tradicional.

A estos pacientes se le puso la acupuntura en puntos como estomago 29 ya que calienta el jiao inferior y la gran mayoría presento frio estancado en el meridiano hígado. Tiene beneficios sobre los genitales. Estomago 36 entre sus funciones esta dispersar el frio, hígado 5 y 3 que favorece la libre circulación del qí, nutre el ying y la xue de hígado y regula el jiao inferior.

Ren 3 regula la vejiga, drena la humedad -calor, la menstruación elimina la obstrucción y tiene efectos beneficiosos sobre jiao inferior

Bazo 6 punto que une los tres yin del pie, armoniza el hígado, tonifica el riñón, armoniza el jiao inferior, regula la orina y tiene efectos beneficiosos sobre los genitales.

Hígado 5 elimina la humedad -calor del jiao inferior favorece la correcta circulación del qi tiene efectos beneficiosos sobre los genitales.

Pericardio 6, vesícula biliar 34 hígado 14 en dependencia de los síntomas y diagnóstico que presente el paciente. Lo que coincide con lo descrito por Li (2002).

No se encontraron reacciones adversas.

CONCLUSIONES

1. Los pacientes menores de 20 años y con obstrucción del meridiano Hígado por frío son los que más se afectan
2. El grupo de pacientes tratados con acupuntura presentó mejores resultados en la disminución en la disminución del dolor y la fuga venosa.
3. No se detectaron reacciones adversas en la muestra estudiada.
4. La acupuntura es efectiva como tratamiento para aliviar las orquialgias por varicocele grado I Y II.

RECOMENDACIONES

1. Generalizar los resultados.
2. Ampliar el uso de la acupuntura como tratamiento en el varicocele grado I y II, en los protocolos de urologías

REFERENCIAS BIBLIOGRÁFICAS

Álvarez Díaz, T. A., Tosar Pérez, M. A., Echemendía Sálix, C. (2017). Medicina tradicional china. Acupuntura, moxibustión y medicina herbolaria. In *Medicina tradicional china. Acupuntura, moxibustión y medicina herbolaria. Segunda edición* (pp. 272-272). https://pesquisa.bvsalud.org/portal/resource/fr/cum-67413

Álvarez Díaz, T. A., Tosar Pérez, M. A., Echemendía Sálix, C. (2017). Medicina tradicional china. Acupuntura, moxibustión y medicina herbolaria. In *Medicina tradicional china. Acupuntura, moxibustión y medicina herbolaria. Segunda edición* (pp. 272-272). https://pesquisa.bvsalud.org/portal/resource/fr/cum-67413

Bess Constantén, S., Gran Álvarez, M. A., Alonso Alomá, I., López Nistal, N. M., Torres Vidal, R. M., Martínez Morales, M. A. (2015). *Anuario Estadístico de Salud 2014*. 43 edición. La Habana: Ministerio de Salud Pública. Dirección de Registros Médicos y Estadísticas de Salud.

Calero, J. S. (2018). La estrategia internacional de desarrollo de la Medicina Natural y Tradicional. *Revista Cubana de Tecnología de la Salud, 9*(2), 213-217. http://revtecnologia.sld.cu/index.php/tec/article/view/1144

Carmona, S. A., Saleh, W. E., Viñals, R. J., Sánchez, J. E. R., Alcalá, M. V. C. (2015). Efectos adversos de la acupuntura. A propósito de 2 casos. *Revista Internacional de Acupuntura, 9*(1), 8-11. https://www.sciencedirect.com/science/article/pii/S1887836915300028

Chantada Abal, V., Rey Fraga, D., González Martínez, M. (2004). Tratamiento médico-quirúrgico del varicocele. *Archivos Españoles de Urología, 57*(9), 951-961. https://medes.com/publication/20153

Collado Orta, R., Gazapo Pernas, R., Rigol Ricardo, O., Heredia Hernández, B., Concepción Gallardo, R., Trelles Aguabella, E. (1999). Acupuntura y ginecología. *Revista Cubana de Obstetricia y Ginecología, 25*(1), 5-9. http://scielo.sld.cu/scielo.php?pid=S0138-600X1999000100001&script=sci_arttext&tlng=en

Cultura de China Antigua - China Antigua. (2017). *China Antigua.* https://chinaantigua.com/

Dieterle, S., Li, C., Greb, R., Bartzsch, F., Hatzmann, W., Huang, D. (2009). A prospective randomized placebo-controlled study of the effect of acupuncture in infertile patients with severe oligoasthenozoospermia. *Fertility and sterility, 92*(4), 1340-1343. https://www.sciencedirect.com/science/article/pii/S0015028209004312

Dou, C. Z., Feng, H., Zheng, X., Liu, X. X., Zhu, X. F., Liu, S. M., ..., Liu, H. R. (2014). Thinking on functional mechanism of acupuncture for inflammatory bowel diseases based on Metabolomics. *Journal of Acupuncture and Tuina Science, 12,* 73-79. https://link.springer.com/article/10.1007/s11726-014-0751-4

Esteves, S. C., Oliveira, F. V., Bertolla, R. P. (2010). Clinical outcome of intracytoplasmic sperm injection in infertile men with treated and untreated clinical varicocele. *The Journal of urology*, *184*(4), 1442-1446. https://www.auajournals.org/doi/abs/10.1016/j.juro.2010.06.004

Griego, J. M., Gómez, M. P., Gomezese, O. F., Cadavid, A. M., Yepes, C. J., Mayungo, T., ..., Cifuentes, L. F. (2016). Adaptación colombiana de las guías de neuroestimulación espinal en el manejo del dolor crónico e isquémico. *Revista Colombiana de Anestesiología*, *44*(4), 334-340. https://www.sciencedirect.com/science/article/pii/S0120334716300776

Gurfinkel, E., Cedenho, A. P., Yamamura, Y., Srougi, M. (2003). Effects of acupuncture and moxa treatment in patients with semen abnormalities. *Asian journal of andrology*, *5*(4), 345-348. https://citeseerx.ist.psu.edu/document?repid=rep1&type=pdf&doi=6bcbf97d1a8c18ef2545ad55d22a03ae661bba71

Hernández Campo, P. R., Ferreiro Valdés, T. M., Rabelo Llanio, W., Mirabal, M. E., Iglesias Rodríguez, N. P. (2008). Varicocelectomía con analgesia acupuntural. Servicios de Urología. Hospitales Provinciales Clínico-Quirúrgicos. Pinar del Río 2002-2005. *Revista de Ciencias Médicas de Pinar del Río*, *12*(1), 0-10. http://scielo.sld.cu/scielo.php?pid=S1561-31942008000100001&script=sci_arttext&tlng=en

Jaramillo, A. S., Rodríguez, M., Macías, M. Á. (2016). Abordaje y manejo terapéutico del paciente con síndrome equivalente a dolor lumbar en Medicina Tradicional China. *Revista Internacional de Acupuntura*, *10*(3), 95-101. https://www.sciencedirect.com/science/article/pii/S1887836916300515

Ju, Z., Cui, H., Guo, X., Yang, H., He, J., Wang, K. (2013). Molecular mechanisms underlying the effects of acupuncture on neuropathic pain. *Neural Regeneration Research*, *8*(25), 2350. https://www.ncbi.nlm.nih.gov/pmc/articles/PMC4146043/

Kawakita, K., Shinbara, H., Imai, K., Fukuda, F., Yano, T., Kuriyama, K. (2006). How do acupuncture and moxibustion act? –Focusing on the progress in Japanese acupuncture research–. *Journal of pharmacological sciences, 100*(5), 443-459. https://www.jstage.jst.go.jp/article/jphs/100/5/100_5_443/_article/-char/ja/

Lefevre, B. (1968). *Historia de la acupuntura china: estudiada en el contexto histórico, cultural, filosófico y médico*. Universidad Complutense de Madrid. España.

Li, A. H., Zhang, J. M., Xie, Y. K. (2004). Human acupuncture points mapped in rats are associated with excitable muscle/skin–nerve complexes with enriched nerve endings. *Brain research, 1012*(1-2), 154-159. https://www.sciencedirect.com/science/article/pii/S0006899304005438

Li, P. (2002). *El gran libro de la medicina china*. Martínez Roca.

Maciocia, G. (2015). *Los fundamentos de la medicina china: texto de referencia para acupuntores y fitoterapeutas*. Gaia.

Mastellari, M. D. (2020). ¿Cómo y cuándo se escribió el Huang Di Nei Jing?. *Revista Cubana de Medicina Natural y Tradicional, 3*. https://revmnt.sld.cu/index.php/rmnt/article/view/162

McDougal, W. S., Wein, A. J., Kavoussi, L. R., Partin, A. W., Peters, C. A. (2015). *Campbell-Walsh Urology 11th Edition Review E-Book*. Elsevier Health Sciences.

Melchart, D., Linde, K., Fischer, P., Berman, B., White, A., Vickers, A., Allais, G. (2001). Acupuncture for idiopathic headache. *Cochrane Database Syst Rev, 1*, 765-79. https://www.academia.edu/download/92565010/Melchart_20D_20Acupuncture_20for_20idiopathic_20HA_20Cochrane04.pdf

Meng, X., Xu, S., Lao, L. (2011). Clinical acupuncture research in the West. *Frontiers of medicine, 5,* 134-140. https://link.springer.com/article/10.1007/s11684-011-0135-9

Mulet, P. A., Acosta, M. (1998). *Digitopuntura.* Holguín: Ed. Holguín, 7-24.

Nogueira Pérez, C. A. (1998). *Acupuntura II. Fisiología, patología, semiología y terapéutica en Medicina Tradicional China.*

Organización Mundial de la Salud [OMS] (2013). *Estrategia de la OMS sobre medicina tradicional 2014-2023.* https://www.who.int/es/publications/i/item/9789241506096

Organización Mundial de la Salud [OMS] (2019) *WHO global report on traditional and complementary medicine.* https://www.who.int/publications-detail-redirect/978924151536

Organización Mundial de la Salud. (2013). *Estrategia de la OMS sobre medicina tradicional 2014-2023.*

Ortiz Reyes, L. P. (2012). *Efecto de la acupuntura sobre la oligozoospermia comprobado con espermatobioscopia* [Tesis Doctoral]. https://www.repositoriodigital.ipn.mx/jspui/handle/123456789/16164

Oscar Manuel, V. J., Patricia, A. G., Marcos Jesús, P. V. (2016, May). Formulario Nacional de Medicamentos de Cuba: Aplicación para Android. In *Fórum de Ciencia y Técnica 2016.* http://forocnicm.sld.cu/index.php/foro2016/2016/paper/view/35/0

Padilla, K. R., Hernández, I. B. (2018). La Medicina Tradicional China en la infertilidad masculina. *Revista de Ciencias Médicas de Pinar del Río, 22*(6), 1069-1076. http://www.revcmpinar.sld.cu/index.php/publicaciones/article/view/3688

Partido Comunista de Cuba [PCC] (2017). *Lineamientos de la Política Económica y Social del Partido y la Revolución.* http://media.cubadebate.cu/wp-content/uploads/2017/07/PDF-321.pdf

Pei, J., Strehler, E., Noss, U., Abt, M., Piomboni, P., Baccetti, B., Sterzik, K. (2005). Quantitative evaluation of spermatozoa ultrastructure after acupuncture treatment for idiopathic male infertility. *Fertility and sterility, 84*(1), 141-147. https://www.sciencedirect.com/science/article/pii/S0015028205005911

Perdomo Delgado, J., González Pla, E. A., Avello Romero, L., Beltrán Delgado, M., Carrero Figueroa, M. V. (2020). Principales resultados del Programa de Medicina Natural y Tradicional en Cuba (2018-2019). *Revista cubana de medicina natural y tradicional,* 1-9. https://pesquisa.bvsalud.org/portal/resource/pt/biblio-1252738

Pérez Leonard, D., Quiñones Castro, M. (2011). Varicocele pelviano femenino en pacientes portadoras de várices quirúrgicas en miembros inferiores. *Revista cubana de angiología y circulación vascular.* https://pesquisa.bvsalud.org/portal/resource/pt/cum-53364

Ramos Padilla, K., Armas Ampudia, I., Caveda Rizo, Y., Arma, I. (2013). Varicocele e infertilidad con implantación de catgut. *Revista de Ciencias Médicas de Pinar del Río, 17*(5), 171-178. http://scielo.sld.cu/scielo.php?pid=S1561-31942013000500016&script=sci_arttext&tlng=pt

Reyes, A. E. (2008). Evolución histórica de la medicina tradicional china. *Comunidad y Salud*, *6*(2), 42-49. http://ve.scielo.org/scielo.php?script=sci_arttext&pid=S1690-32932008000200005

Rodríguez, D. D., Blanco, C. S. (2013). Dolor neuropático y acupuntura. Evidencia científica de su efectividad. *Revista Internacional de Acupuntura*, *7*(4), 109-118. https://www.sciencedirect.com/science/article/pii/S1887836913701005

Ruiz-Lopez, R., Ferrer, I., Pagerols, M. (1990). *The spanish pain questionnaire*. Pain, 41, S304.

Sagué Larrea, J. L. (2012). *Incontinencia de esfuerzo en la mujer en urología*. La Habana: ECIMED.

Salvador Quiroz, S. (2021, March 19). *Instituto de Ciencias de Acupuntura*. ICIMI. https://www.institutodeciencias.com/category/acupunturacientifica/

Shang, C. (2007). *El mecanismo de la acupuntura*. http://scielo.sld.cu/scielo.php?pid=S0138-65572004000100007&script=sci_arttext&tlng=en

Siterman, S., Eltes, F., Schechter, L., Maimon, Y., Lederman, H., Bartoov, B. (2009). Success of acupuncture treatment in patients with initially low sperm output is associated with a decrease in scrotal skin temperature. *Asian journal of andrology*, *11*(2), 200. https://www.ncbi.nlm.nih.gov/pmc/articles/PMC3735027/

Suárez, B. G., Valdés, F. B., Martínez, M. D. C. R., Arteaga, M. H. (2004). Bases neurobiológicas de la acupuntura y la electroacupuntura. *Revista Habanera de Ciencias Médicas*, *3*(10).

Teppa-Garrán, A. D., Palacios-Torres, A. (2004). Evaluación actual de la infertilidad masculina. *Investigación Clínica*, *45*(4), 355-370. http://ve.scielo.org/scielo.php?script=sci_arttext&pid=S0535-51332004000400008

Thomas, D., Collins, S., Strauss, S. (1992). Somatic sympathetic vasomotor changes documented by medical thermographic imaging during acupuncture analgesia. *Clinical rheumatology, 11,* 55-59. https://link.springer.com/article/10.1007/BF02207085

Tiplt, A., Bäumler, P. I., Irnich, D. (2010). Acupuntura y dolor: una historia en tres partes: Segunda parte: La integración de la acupuntura en el tratamiento moderno del dolor. *Revista Internacional de Acupuntura, 4*(3), 136-142. https://www.sciencedirect.com/science/article/pii/S1887836910700363

Valverde Medel, M., Gómez Sampera, A., Presmanes Fernández, F., Morales Concepción, J. C., Sánchez Cruz, M. (2008). *Temas de urología.* La Habana: Editorial Ciencias Médicas, 213-32.

Vásquez E., D., Díaz, C., Carmona, Z., Vásquez R, F. (2009). Varicocele testicular en adolescentes / Testicular varicocele in adolescent. *Revista Científica Salud Uninorte, 25*(2). https://rcientificas.uninorte.edu.co/index.php/salud/article/view/217

Viescas, F. J. S. (2014). *Meridianos y puntos acupunturales II: Materiales Académicos de Medicina China.* Fundación Europea de MTC. https://books.google.es/books?hl=es&lr=&id=4ECOkJV2iOQC&oi=fnd&pg=PA25&dq=Viescas+meridianos+y+puntos+acupunturales+&ots=xx9iIwbdDV&sig=s6WM1I-GNZZeHEB_4DEqcR2bSEc

Viescas, F. J. S., Skopalik, C. (2014). *Diagnóstico: Materiales Académicos de Medicina China.* Fundación Europea de MTC. https://books.google.es/books?hl=es&lr=&id=EJFYz5p61NQC&oi=fnd&pg=PA1&dq=Sanchez+viescas++Diagnostico&ots=8KoMlAq0ey&sig=TnJrMoStmng2uP7scC52zyvEiZU

Waalkes, R., Manea, I. F., Nijman, J. M. (2012). Varicocele en adolescentes: revisión y guías para la práctica diaria. *Archivos Españoles de Urología, 65*(10), 859-871. https://www.redalyc.org/pdf/1810/181026108001.pdf

Yao, L., Chen, Y., Wang, X., Shi, X., Wang, Y., Guo, T., Yang, K. (2017). Appraising the quality of clinical practice guidelines in traditional Chinese medicine using AGREE II instrument: a systematic review. *International Journal of Clinical Practice, 71*(5). https://onlinelibrary.wiley.com/doi/abs/10.1111/ijcp.12931

Yera Nadal, J. L. (2012). Año global que concluye dedicado al dolor agudo. *Revista Cubana de Anestesiología y Reanimación, 11*(1), 2-4. http://scielo.sld.cu/scielo.php?pid=S1726-67182012000100002&script=sci_arttext

Zapata, Y. M., Rojas, V. E., García, T. R. G. (2023). Parálisis facial periférica tratada con acupuntura y homeopatía. Informe de caso. *Revista Cubana de Tecnología de la Salud, 14*(3), 4090. https://revtecnologia.sld.cu/index.php/tec/article/view/4090

Zhao, Z. Q. (2008). Neural mechanism underlying acupuncture analgesia. *Progress in neurobiology, 85*(4), 355-375. https://www.sciencedirect.com/science/article/pii/S0301008208000579

Zhu, G., Yan, H., Chen, L., Ren, Y., Chu, G. (2019). Historical evolution of traditional medicine in Japan. *Chinese Medicine and Culture, 2*(1), 36-43. https://journals.lww.com/CMC/Fulltext/2019/01000/Historical_Evolution_of_Traditional_Medicine_in.9.aspx

ANEXOS

Anexo 1

FORMULARIO DE CONSENTIMIENTO INFORMADO

Yo

____

he recibido explicación y me han respondido claramente mis dudas, comprendiendo así la información sobre la investigación titulada "Tratamiento Acupuntual de la Orquialgia por Varicocele grado I y II de 2014 a 2016".

Conozco los riesgos y beneficios que puedo recibir y que podré retirar el consentimiento en cualquier momento. Los resultados de este estudio tienen un propósito científico y pueden ser publicados o difundidos con estos fines. Estoy de acuerdo en participar en la investigación.

Firma del Participante ________________ Fecha

____

Firma del Investigador ________________ Fecha

____

Anexo 2

Planilla de recolección de datos

1. Nombre y apellidos ____

2. Edad ___

3. Dolor

   _ Intenso

   _ Moderado

   _ Ligero

   _ Sin dolor

4. Grado de fuga venosa Inicio Final

5. Diagnostico tradicional

6. Evolución al final del tratamiento

   Mejoría total ________

   Mejoría parcial _______

   NO mejorada _______

7. Reacciones adversas

Anexo 3

ESCALA DE McGILL MODIFICADA POR LA ACADEMIA DE CIENCIAS DE CUBA

Grado l- Mínimo

Grado II - Moderado- Incómodo- aún soportable

Grado III - Severo- Inquietante- Soportable difícilmente

Grado IV - Grave- Desconcertante- Muy difícilmente soportable

Grado V- Máximo- Insoportable.

Anexo 4

ESCALA VISUAL NUMÉRICA DEL DOLOR

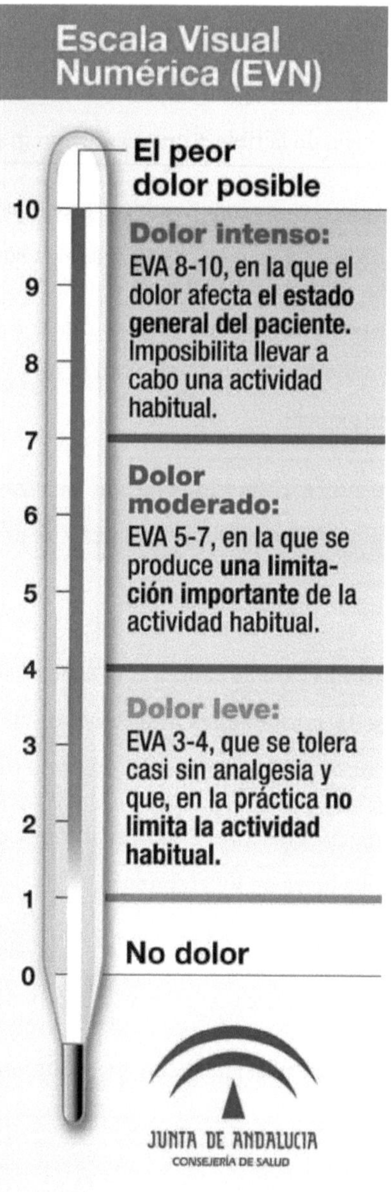

Anexo 5

PUNTOS USADOS CON MÁS FRECUENCIA EN EL VARICOCELE

- **Bp6 Sanyinjiao:** Punto de reunión de los 3 yin del pie, situado en una depresión a 23 cun por encima de la prominencia del maléolo interno en el borde posterior interno de la tibia. Tonifica Xue yu qi de riñón.

- **Bp10 Xuehay:** Circula el Xue en el Jiao inferior, dispersa humedad. Situado a 2 cun por encima de la parte superior interna de la rótula.

- **E40 Fenqiong:** Dispersa flema humedad. Situado a 8 cun por debajo de la rodilla a través de dedo por fuera de Tiaokou (E38) y a 8 cun por encima y por delante del maléolo externo.

- **Ren 3 Wuaqyuan:** nutre al Jiao inferior. Se localiza a 4 cun por debajo del ombligo en la línea media abdominal. Tonifica Xue de los 3 yin del pie.

- **H5:** armoniza el hígado punto lo del medio.

- **E 36 Zusanil:** Tonifica el Qi. Situado a 3 cun por debajo de Dubi (E35), aun través de dedo de la cresta tibial anterior, por debajo y por fuera de la tuberosidad anterior de la tibia dentro del músculo tibial anterior.

- **E 29 Guilai:** Circulación de Xue y Qi. Situado a 4 cun por debajo de E 25 (Tianshu) y 2 cun por fuera de VC3 (Zhonqii).

- **Pc 6 Neiquan:** Regula la energía. Situado a 2 cun por encima de Pc7 (Daling) entre los tendones de los músculos palmar mayor y menor de la mano.

- **H 3 Te Chung:** En la depresión distal en la unión del primer y segundo metatarsiano.

- **Ren 17 Tanzohng:** Ubicado en la línea media del esternón, entre los pezones a nivel del cuarto espacio intercostal. Es el maestro de energía.

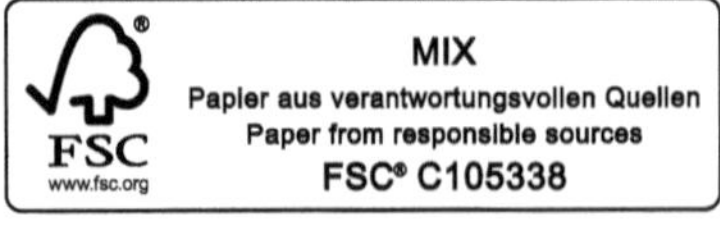

Printed by Books on Demand GmbH, Norderstedt / Germany